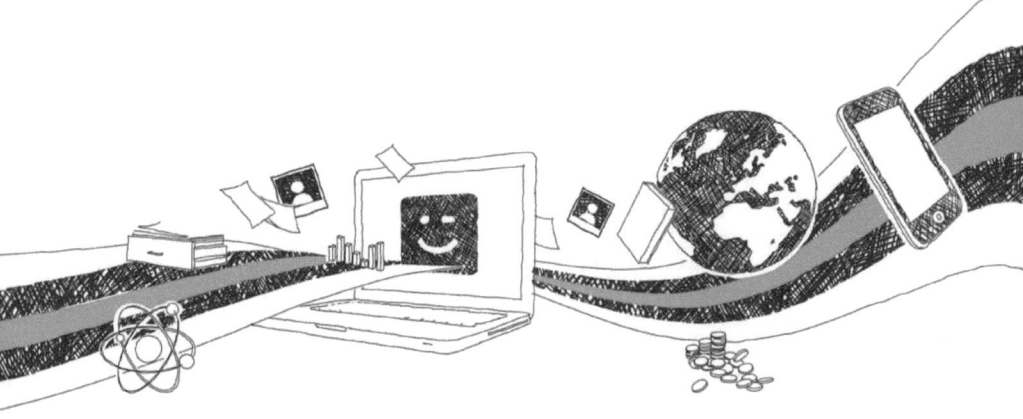
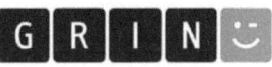

Dominik Fischer

Bedeutung und ökonomischer Nutzen der beruflichen Gesundheitsförderung in Einrichtungen des Gesundheitswesens

GRIN Verlag

Bibliografische Information der Deutschen Nationalbibliothek:

Die Deutsche Bibliothek verzeichnet diese Publikation in der Deutschen National-
bibliografie; detaillierte bibliografische Daten sind im Internet über http://dnb.d-
nb.de/ abrufbar.

Impressum:

Copyright © 2011 GRIN Verlag GmbH
Druck und Bindung: Books on Demand GmbH, Norderstedt Germany
ISBN: 978-3-640-98807-5

Dieses Buch bei GRIN:

http://www.grin.com/de/e-book/177252/bedeutung-und-oekonomischer-nutzen-
der-beruflichen-gesundheitsfoerderung

GRIN - Your knowledge has value

Der GRIN Verlag publiziert seit 1998 wissenschaftliche Arbeiten von Studenten, Hochschullehrern und anderen Akademikern als eBook und gedrucktes Buch. Die Verlagswebsite www.grin.com ist die ideale Plattform zur Veröffentlichung von Hausarbeiten, Abschlussarbeiten, wissenschaftlichen Aufsätzen, Dissertationen und Fachbüchern.

Besuchen Sie uns im Internet:

http://www.grin.com/

http://www.facebook.com/grincom

http://www.twitter.com/grin_com

Bedeutung und ökonomischer Nutzen der beruflichen Gesundheitsförderung in Einrichtungen des Gesundheitswesens

Hausarbeit im Modul Public Health

Villingen, 22.06.11

Erstellt von:

Dominik Fischer

Inhaltsverzeichnis

1 Einleitung

1.1 Thema - gesundheitsökonomische Relevanz

Das deutsche Gesundheitssystem mit all seinen Akteuren wird verstärkt mit Problemen konfrontiert, die sowohl die Finanzierung als auch die Versorgung und den Gesundheitszustand der Bürger gefährden. Zu nennen sind beispielsweise der vorherrschende demographische Wandel mit zunehmender Überalterung der Bevölkerung und sinkenden Kasseneinnahmen, der kontinuierliche Anstieg der Prävalenz chronischer Erkrankungen, Fachkräftemangel, sowie steigende Ausgaben für immer umfassendere Behandlungsmöglichkeiten. Insbesondere Einrichtungen des Gesundheitswesens haben in der heutigen Zeit zunehmend unter wirtschaftlichem Druck zu leiden, der einem verstärktem Wettbewerb, schwindenden Erlösen und steigenden Kosten geschuldet ist. Neben den Unternehmen sind auch die im Gesundheitswesen Beschäftigten diesem Druck ausgesetzt. Stellenabbau, Arbeitsverdichtung, Angst um Existenz und Arbeitsplatz, mangelnde Mitsprachemöglichkeiten, sowie die fehlende Wertschätzung der Führungsetage zehren an den Kräften der Erwerbstätigen, rauben Motivation und gefährden die Gesundheit (vgl. Müller, 2009, S. 7 f.). Mit den daraus resultierenden negativen Auswirkungen auf die Produktivität der Unternehmen und finanziellen Belastungen des gesamten Gesundheitssystems, wie beispielsweise Kosten für Kuration und Rehabilitation, entsteht ein Teufelskreis, der schwer zu durchbrechen ist. Ein Weg diesem Dilemma zu entkommen könnte in der umfassenden Umsetzung der betrieblichen Gesundheitsförderung (BGF) zu finden sein da feststeht, dass Gesundheit und Sicherheit bei der Arbeit wichtige Voraussetzungen für die Leistungsfähigkeit und das Engagement von Arbeitnehmern darstellt (vgl. Schraub et al., 2009, S. 101).

1.2 Zentrale Fragestellungen, Zielsetzung

Im Rahmen dieser Arbeit soll untersucht werden, welche Bedeutung den Maßnahmen der BGF in Unternehmen des Gesundheitswesens, bzw. Gesundheitsbetrieben zukommt, also ob und in welchem Ausmaß Handlungsbedarf hinsichtlich der Verbesserung des Gesundheitszustandes der Erwerbstätigen tatsächlich besteht und welcher ökonomische Nutzen sich mit der Umsetzung betrieblicher Gesundheitsförderung letztendlich erzielen lässt. Vor dem Hintergrund einer bisher eher zurückhaltenden Umsetzung der BGF von Seiten der Arbeitgeber, scheint diesbezüglich Klärungsbedarf zu existieren. Zielsetzung der Arbeit ist daher, insbesondere den Arbeitgebern gegenüber die Sinnhaftigkeit einer umfassenden betrieblichen Gesundheitsförderung zu verdeutlichen, indem der Bedarf, sowie die erzielbaren positiven Effekte ermittelt und dargestellt werden. Der übergeordnete Leitgedanke dieser Arbeit ist es, einen Teil dazu beizutragen, für die BGF in Einrichtungen des Gesundheitswesens zu sensibilisieren, um auf diesem Wege die Gesundheit der Erwerbstätigen zu verbessern und als Ergebnis eine Win-Win-Situation sowohl für Arbeitgeber, Arbeitnehmer und soziales System zu schaffen.

1.3 Aufbau der Arbeit

Die Arbeit ist in sieben Kapitel untergliedert. Nachdem in Kapitel Eins Thema und Zielsetzung erläutert wurden und eine Einordnung in den gesundheitsökonomischen Kontext erfolgte, stellt Kapitel Zwei den theoretischen Hintergrund der betrieblichen Gesundheitsförderung über deren Definition, sowie der Beschreibung von Entwicklung und allgemeiner Zielsetzung dar. In Kapitel Drei werden kurz die relevanten Datenquellen, die dieser Arbeit zugrunde liegen, sowie die Arbeitsmethodik angesprochen. Der Hauptteil beginnt mit Kapitel Vier, welches sich der ausführlichen Betrachtung der Strukturen und Bedingungen der Gesundheitsbranche, des Gesundheitszustandes der Erwerbstätigen und der momentanen Umsetzung der BGF in Gesundheitsbetrieben widmet. In Kapitel Fünf werden die erzielbaren Resultate der BGF, bezogen auf unterschiedliche Akteure des Gesundheitssystems, bewertend dargestellt. In Kapitel Sechs werden BGF - Wirksamkeit und deren Evidenzbasis diskutiert. Abschließend erfolgt ein Resümee, in dem die gewonnenen Erkenntnisse in Hinblick auf die Ausgangsfragestellungen betrachtet werden.

2 Theoretischer Hintergrund

2.1 Definition der betrieblichen Gesundheitsförderung

In der *Luxemburger Deklaration* zur betrieblichen Gesundheitsförderung in der Europäischen Union wird BGF folgendermaßen definiert:

„Betriebliche Gesundheitsförderung umfasst alle gemeinsamen Maßnahmen von Arbeitgebern, Arbeitnehmern und Gesellschaft zur Verbesserung von Ge-

sundheit und Wohlbefinden am Arbeitsplatz" (Europäisches Netzwerk für betriebliche Gesundheitsförderung *(European Network for Workplace Health Promotion - ENWHP)*, 2007).

Des Weiteren wird die BGF in derselben Schrift als eine moderne Unternehmensstrategie bezeichnet die darauf abzielt, Krankheiten am Arbeitsplatz vorzubeugen, Gesundheitspotentiale zu stärken und das Wohlbefinden am Arbeitsplatz zu verbessern (vgl. ebenda). In dieser Definition wird zum einen deutlich, dass nicht nur die Arbeitgeber zum Handeln aufgefordert sind, um die Ziele der BGF zu erreichen, sondern auch die aktive Teilnahme der Mitarbeiter selbst und die Unterstützung der Gesellschaft, insbesondere bei der Gestaltung der gesamt- und arbeitspolitischen Rahmenbedingungen, gefragt sind. Ebenso kann man den Worten des *ENWHP* entnehmen, welches Potential der BGF zugeschrieben wird, da sie in den Status einer Unternehmensstrategie gehoben wird. Produktives da gesundes Humankapital als wichtigster Produktionsfaktor von erfolgreichen Unternehmen und einer stabilen Wirtschaft steht im Zielfokus der BGF. In der charakteristischerweise äußerst personalintensiven Gesundheitsbranche kommt diesem Aspekt eine über das gewöhnliche Maß hinausgehende Bedeutung zu: *„Die menschliche Arbeitskraft ist die zentrale Ressource der gesundheitlichen Versorgung"* (Badura, 2005, S. 5).

2.2 Entwicklung und Grundlagen der BGF

Die BGF fußt auf den Grundsätzen der Gesundheitsförderung, welche seit 1986 mit der Verabschiedung der *Ottawa-Charta* internationale Anerkennung hat. Die Charta war das Ergebnis der ersten internationalen Konferenz der *WHO* zur Gesundheitsförderung (vgl. Singer, 2010, S. 27). In der *Ottawa-Charta* wird die Gesundheitsförderung folgendermaßen definiert: *„Gesundheitsförderung zielt auf einen Prozess, allen Menschen ein höheres Maß an Selbstbestimmung über ihre Gesundheit zu ermöglichen und sie damit zur Stärkung ihrer Gesundheit zu befähigen [...]"* (*WHO*, 1986). Schon damals wurde als eines von fünf Haupthandlungsfeldern die Schaffung gesundheitsfördernder Lebenswelten definiert. Aus dieser Forderung entwickelte sich der sogenannte *Setting-Ansatz der Gesundheitsförderung*. In der *Ottawa-Charta* heißt es hierzu: *„Gesundheit wird von Menschen in ihrer alltäglichen Umwelt geschaffen und gelebt: dort, wo sie spielen, lernen, arbeiten und lieben"* (ebenda). Gemäß dieser Beschreibung kommt auch dem Arbeitsplatz eine wichtige Rolle als gesundheitsförderndes Setting zu, in welchem Gesundheit geschaffen werden kann. Da ein in Vollzeit erwerbstätiger Mensch ca. 30% seiner „wachen Zeit" am Arbeitsplatz verbringt (vgl. Loffing; Loffing, 2010, S. 9) ist leicht nachvollziehbar, dass hier eine wesentliche Beeinflussung von Gesundheit und Krankheit stattfindet. Das Vorteilhafte an der Nutzung des betrieblichen Settings ist die Chance, gesundheitsfördernde Maßnahmen auf ein heterogenes Kollektiv, mit Angehörigen unterschiedlicher sozialer Schichten anzuwenden, welche ansonsten nur schwer durch gesundheitsfördernde Maßnahmen zu erreichen wären (z.b. junge, gesunde Erwachsene) und die sich gegenseitig aktivieren und motivieren. Dies geschieht im Umfeld und unter Nutzung vorhandener Kommunikations- und Organisationsstrukturen. (vgl. Naidoo; Wills, 2003, S. 263)

Ebenfalls von Vorteil ist die Anwendung von BGF-Maßnahmen auf eine größere Personenanzahl bei sich dadurch einstellenden Skaleneffekten. Weitere Bekräftigung findet die BGF in einer Forderung, die im Rahmen der *6. Internationalen Konferenz zur Gesundheitsförderung* 2005 in Bangkok, in der sogenannten *Bangkok-Charta* festgehalten wurde. Diese Forderung besagt: *„Gesundheitsförderung muss ein Verantwortungsbereich guter Unternehmensführung werden!"* (WHO, 2005).

2.3 Abgrenzung zur Prävention

Oftmals werden Gesundheitsförderung und Prävention in einem Atemzug genannt. Dies ist nicht ganz falsch, da beide Ansätze auf ein gemeinsames Ziel, den Gesundheitsgewinn der Menschen, abzielen. Beide unterscheiden sich jedoch in den zugrundeliegenden Denkweisen. Das Konzept der Salutogenese, als Grundlage der Gesundheitsförderung, konzentriert sich auf die Frage, was den Menschen gesund hält, während der pathogenetische Ansatz, welcher den präventiven Maßnahmen zugrunde liegt, auf Faktoren fokussiert, die den Menschen krank werden lassen (vgl. BZgA). Prävention bedeutet somit ein Vorgehen, welches auf die Verhinderung von Krankheit abzielt, während die Gesundheitsförderung um den Aufbau von gesundheitlichen Ressourcen bemüht ist. Zwischen beiden Ansätzen besteht ein komplementäres Verhältnis, eine scharfe Abgrenzung ist in der praktischen Anwendung nicht sinnvoll (vgl. Hurrelmann; Klotz; Haisch, 2010, S. 17).

2.4 Ziele und Handlungsansätze der BGF

Oberstes Ziel einer jeden ehrlich gemeinten BGF ist der Gesundheitsgewinn und das Wohlbefinden der Mitarbeiter (vgl. Kuhn, 2004, S. 8). In der *Luxemburger Deklaration* sind die dafür erforderlichen Bausteine aufgeführt. Das genannte Oberziel der BGF soll demnach durch die Verknüpfung folgender Handlungsansätze erreicht werden:

- Verbesserung der Arbeitsorganisation und der Arbeitsbedingungen
- Förderung einer aktiven Mitarbeiterbeteiligung
- Stärkung persönlicher Kompetenzen.

(vgl. *ENWHP*, 2007)

Somit sind für eine effektive BGF Maßnahmen sowohl auf Individual-, bzw. Verhaltensebene[1], sowie auf Verhältnisebene[2] notwendig. Dem genannten Oberziel ist grundsätzlich wenig hinzuzufügen. Zwar werden in der Realität häufig monetäre und messbare Zielgrößen formuliert, wie z.b. die Senkung des Krankenstandes und die Erhöhung der Produktivität (vgl. Hübner et al., 2010, S. 205), jedoch werden sich diese Zielgrößen ohne das Erreichen eines Gesundheitsgewinns und eines gesteigerten Wohlbefindens nicht einstellen. In der Idealvorstellung des Autors gilt das Ziel der BGF erreicht, wenn das umsetzende Unternehmen ökonomische Vorteile erzielen kann und die Mitarbeiter gesünder und zufriedener sind, als sie es ohne ihre berufliche Tätigkeit wären.

3 Untersuchungsmethodik und –materialien

Im Rahmen einer systematischen Literaturrecherche wurden Informationen und Daten zu Hintergrund der BGF, Strukturen der Gesundheitsbranche, Arbeitsbedingungen und deren Auswirkungen, sowie der Umsetzung der BGF, ermittelt und ausgewertet. Die Datenlage bezüglich Umsetzung und Effekte der BGF für den Bereich der Gesundheitsbranche ist jedoch leider als äußerst rudimentär zu bezeichnen. Sind Informationen vorhanden, dann beziehen sie sich in der Regel auf die stationären Einrichtungen, der Bereich der Kleinbetriebe der ambu-

---

[1] Die BGF auf Verhaltensebene unterstützt Personen darin, gesunde Verhaltensweisen anzunehmen, unter der Annahme, dass daraus ein verbesserter Gesundheitszustand resultiert (vgl. Kreis; Bödeker, 2003, S. 12)

[2] Die Verhältnisebene bezieht sich auf die soziale und physische Umwelt des Menschen und damit auf die Gestaltung gesundheitsfördernder Lebenswelten (vgl. Hartmann, 2005, S. 10)

lanten Versorgung stellt einen weißen Fleck im Kontext der Erforschung der BGF dar. Die gewonnenen, z.T. branchenübergreifenden Ergebnisse wurden, unter Beachtung der speziellen Bedingungen der Gesundheitsbranche, betrachtet und bewertet. Die verwendete Informationsbasis bestand aus verschiedenen Fachbüchern zum Thema BGF, Studienergebnissen und Fachartikeln betreffend Arbeitsbedingungen, Umsetzung, Effekte und Wirksamkeit, sowie Informationen von im Bereich der BGF aktiven überbetrieblichen Institutionen. Ebenfalls genutzt wurden Daten des *Statistischen Bundesamtes* und des Robert-Koch-Instituts.

4 Betrachtung des Gesundheitswesens

Eine eingehende Betrachtung des Gesundheitswesens soll Aufschluss darüber geben, welche personellen und strukturellen Bedingungen in diesem Wirtschaftsbereich vorgegeben sind. Das Ausmaß des gesundheitsfördernden Handlungsbedarfes soll anhand der Darstellung der Arbeitsbelastungen und deren Folgen, sowie des derzeitigen Stands der BGF-Umsetzung aufgezeigt werden

4.1 Strukturen der Gesundheitsbranche

4.1.1 Personelle Strukturen

Im Jahr 2009 waren 4,7 Mio. Menschen oder jeder 9. Erwerbstätige in Berufen des Gesundheitswesens beschäftigt. Davon sind knapp 2,7 Mio. in den sogenannten Gesundheitsdienstberufen, d.h. Berufen der unmittelbaren Patientenversorgung, und ca. 400.000 in den sozialen Berufe, deren Tätigkeitsschwerpunkt nicht auf der Krankenbehandlung sondern auf der Pflege liegt, tätig. (vgl. Robert-Koch-Institut; Statistisches Bundesamt, 2011a)

Zur weiteren Veranschaulichung der wirtschaftlichen Bedeutung des Gesundheitspersonals können beispielsweise die Personalkosten in Krankenhäusern herangezogen werden. Diese betrugen im Jahr 2009 zwei Drittel der Gesamtkosten, ca. 60% davon für den ärztlichen und pflegerischen Dienst (vgl. Robert-Koch-Institut; Statistisches Bundesamt, 2011b). Die zahlenmäßig stärksten Berufsgruppen stellen die Gesundheits- und Krankenpfleger (ca. 812.000), die medizinischen/zahnmedizinischen Fachangestellten (ca. 630.000), sowie die Ärzte/Zahnärzte (ca. 400.000) dar. Untersuchungen und Angaben über Kranken-stand, Fehlzeiten, sowie Arbeitsbelastungen, liegen überwiegend für Personal in stationären Einrichtungen, insbesondere für Pflegende und Ärzte vor. Da die Zunahme von Krankheitslast und Belastungsgrad externen Faktoren der Ge-samtbranche, wie einem erhöhten Leistungsdruck aufgrund des verstärkten Wettbewerbs, Kostendruck und knappen finanziellen Ressourcen, sowie Ar-beitsverdichtung bei Personalmangel und Zunahme der Patientenzahlen, ge-schuldet sind kann davon ausgegangen werden, dass Personal in ambulanten Einrichtungen in ähnlicher Weise unter zunehmender Belastung und deren Fol-gen zu leiden hat. Im weiteren Verlauf der Arbeit liegt der Fokus der Betrach-tung insbesondere auf den genannten Berufsgruppen, da dies aufgrund deren mengenmäßiger Relevanz die nötige Aussagekraft verspricht, sowie infolge vergleichbarer Arbeitsbedingungen und –belastungen ein für die hier benötigten Zwecke ausreichend genaues Vorgehen darstellt, um valide Aussagen treffen zu können. Ausgenommen aus der Betrachtung werden sonstige Berufe des Gesundheitswesens, d.h. Gesundheitshandwerker, sonstige Gesundheitsfach-berufe, sowie die sog. anderen Berufe im Gesundheitswesen (zur Definition der Berufe vgl. Statistisches Bundesamt, 1992), da bei diesen Berufen zum Teil gänzlich andere Bedingungen vorliegen, die eher mit dem handwerklichen oder industri-ellen Sektor zu vergleichen sind. Der demografische Wandel zeigt bereits Ein-flüsse auf die Altersstruktur des Gesundheitspersonals, welche sich im Zeitver-lauf noch verstärken werden. So ist bereits erkennbar, dass der Anteil an jünge-ren Arbeitnehmern unter 35 Jahren abnimmt, während die Altersklasse von 35 – 50 Jahren, sowohl im ärztlichen als auch im pflegerischen Bereich, am stärks-ten vertreten ist. Deutliche Unterschiede gibt es bei den über 50-jährigen. Hier ist im Bereich der Pflege ein deutlicher Einbruch der Personalzahlen zu erken-nen, der durch den häufigen frühzeitigen Ausstieg aus dem Pflegeberuf verur-sacht wird. (vgl. Robert-Koch-Institut; Statistisches Bundesamt, 2011a)

Im Krankenhaus ziehen 19,1% des Pflegepersonals diesen Ausstieg in Betracht (vgl. Hasselhorn et al., 2006, S. 140). Die Altersstruktur der im deutschen Gesund-heitswesen tätigen Ärzte zeigt bereits heute Anzeichen einer Überalterung, da das Segment der über 50-jährigen ca. 40% am gesamten ärztlichen Personal einnimmt (vgl. Robert-Koch-Institut; Statistisches Bundesamt, 2011a). Aus diesen Ent-wicklungen lassen sich die Schlüsse ziehen, dass die Gesundheitsberufe zum einen so ausgestaltet werden müssen, dass das Personal befähigt und unterstützt wird, seinen Gesundheitszustand zu bewahren und auszubauen, um leistungsfähig im Beruf verbleiben zu können. Ebenso müssen die Gesundheitsberufe so attraktiv gestaltet werden, dass personeller Nachwuchs in ausreichender Anzahl rekrutiert werden kann.

4.1.2 Betriebsarten und –größe

Im Mittelpunkt der Betrachtung stehen die sogenannten Gesundheitsbetriebe. Sie sind die typische Arbeitsumwelt der Gesundheitsdienst- bzw. sozialen Berufe. Gesundheitsbetriebe sind nach Frodl geschlossene Leistungseinheiten zur Erstellung von Behandlungs- und Pflegeleistungen an Patienten oder Pflegebedürftigen, unter Einsatz einer Kombination von Behandlungseinrichtungen, medizinischen Produkten und Arbeitskräften. Darunter fallen sowohl Krankenhäuser, Arzt-/Zahnarztpraxen, Pflegeeinrichtungen etc., nicht jedoch Krankenkassen, kassenärztliche Vereinigungen, pharmazeutische Unternehmen, usw. (vgl. Frodl, 2011, S. 23)

Die folgende Tabelle zeigt die Anzahl der bedeutsamsten Arten von Gesundheitsbetrieben mit der entsprechenden Anzahl des dort tätigen Gesundheitspersonals.

Betriebsart	Anzahl	Mitarbeiter
Krankenhäuser	2.087	1.075.000
Arzt-/Zahnarztpraxen	116.637	1.015.000
Vorsorge- und Rehabilitationseinrichtungen	1.239	160.000
Pflegedienste ambulant	11.529	236.162
Pflegeeinrichtungen stationär	11.029	574.000

Tab.: 1 Gesundheitsbetriebe und Mitarbeiteranzahl 2007 (vgl. Robert-Koch-Institut; Statistisches Bundesamt, 2011a/b)

Während Krankenhäuser und Arzt-/Zahnarztpraxen mit jeweils knapp 80% von den Gesundheitsdienstberufen dominiert sind, spielen in Einrichtungen der ambulanten und stationären Pflege auch die sozialen Berufe, hier v.a. die Altenpfleger-/innen, eine bedeutsame Rolle (vgl. Robert-Koch-Institut; Statistisches Bundesamt, 2011a). Angesichts der Quantität von Einrichtungen und Beschäftigten, spielen sich in diesen Einrichtungen gesamtwirtschaftlich relevante Prozesse, bezüglich der Entstehung von Krankheitskosten und Fehlzeiten ab und bedürfen daher einer eingehenden Betrachtung, wenn es um die Erforschung von Notwendigkeit und Wirkungen gesundheitsfördernder Maßnahmen geht. Insbesondere ist die Kenntnis der Betriebsgröße wichtig, da sie einen bedeutsamen Faktor hinsichtlich der Voraussetzungen und Ressourcen für die Umsetzung einer BGF darstellt (vgl. Beck; Schnabel, 2010, S. 226). Arztpraxen sind in der Regel dem Segment der Klein- und Kleinstbetriebe (KKU) zuzuordnen, d.h. Betrieben mit weniger als 50 Mitarbeitern, während das Gros der Kliniken und stationären Pflegeeinrichtungen den großen Betrieben mit mehr als 249 Beschäftigten zuzurechnen ist (zur Größenklassifikation der Betriebe vgl. EU-Kommission, 2003).

4.2 Arbeitsbedingungen und -belastungen in Gesundheitsbetrieben

Reichhaltiges Datenmaterial bezüglich Arbeitsbedingungen und –belastungen existiert vor allem für Pflegende in kurativen und pflegerischen Einrichtungen. Hier kann zwischen physischen und psychischen Belastungen unterschieden werden. Im stationären Bereich ist in hohem Maße eine körperliche Beanspruchung des Personals zu verzeichnen, wie z.B. ergonomische Belastungen in Form von toxischen, mutagenen oder allergenen Stoffen, Infektionsgefahren, Strahlenexposition, Belastungen des Bewegungs- und Stützapparates und Risiken von Stich- und Schnittverletzungen (vgl. Glaser; Höge, 2005a, S. 7). Jedoch auch die psychischen Belastungen des Gesundheitspersonals dürfen nicht außer Acht gelassen werden. Zunehmender Leistungsdruck, Zeitmangel, fachliche Überforderung, unvorhergesehene Unterbrechungen, mangelnde Anerkennung von Vorgesetzten und Gesellschaft, sowie seelische Belastungen durch den alltäglichen Umgang mit schwerstkranken und sterbenden Patienten (vgl. Glaser; Höge, 2005b, S. 56 f.), wirken in hohem Maße negativ auf Gesundheit und Wohlbefinden des Pflegepersonals ein. Ähnliche Ergebnisse können für den Bereich der ambulanten Pflege verzeichnet werden. Es besteht eine enge Übereinstimmung in Art und empfundener Intensität der Arbeitsbelastungen (vgl. Gregersen, 2005, S. 190). Entsprechend steigender Belastungen und krankmachender Arbeitsbedingungen ist eine nachlassende Zufriedenheit mit der Arbeit allgemein und insbesondere mit den vorhandenen Rahmenbedingungen bei Krankenpflegekräften zu verzeichnen (vgl. Grabbe; Nolting; Loos, 2005, S. 46 f.). Die Arbeitsbelastungen von Ärzten weisen deutliche Parallelen zu den Pflegeberufen auf, wobei hier noch verstärkt die psychische Beanspruchung im Vordergrund steht. Auch Ärzte haben in zunehmender Ausprägung unter Zeitdruck, emotionaler Belastung im Umgang mit Patienten und häufigen Unterbrechungen zu leiden (vgl. Glaser; Höge, 2005b, S. 59). Generell belastende Arbeitsbedingungen sowohl für Ärzte als auch für Pflegepersonal sind die insgesamt steigende Arbeitsbelastung, der stark zunehmende Dokumentationsaufwand, häufiges Vorkommen von Schichtarbeit und Überstunden, dadurch verursachte schlechte Schlafqualität, wenig Zeit für Hobby und Familie, schlechte unternehmensinterne Kommunikation, insbesondere zwischen Ärzten/Pflegekräften und Management, sowie die Problematik das medizinisch-pflegerische Vorgehen an wirtschaftliche Kriterien anpassen zu müssen (vgl. Iseringhausen, 2010, S. 120 ff.). Über die beruflichen Bedingungen niedergelassener Ärzte existieren weniger Untersuchungen als über Klinikärzte, es lässt sich jedoch zusammenfassend festhalten, dass auch niedergelassene Ärzte unter vergleichbaren Belastungen wie Klinikärzte leiden (vgl. van den Bussche, 2010, S. 236). Für die Berufsgruppe der medizinischen/zahnmedizinischen Fachangestellten ist zwar von einer geringen körperlichen Belastung auszugehen, da hier keine oder kaum pflegerische Tätigkeiten geleistet werden müssen. In Anbetracht des hohen administrativen Arbeitsaufkommens mit vielen parallel ablaufenden Arbeitsprozessen und häufiger Ablenkung durch Patienten und Telefon, muss auch hier von hoher psychischer Beanspruchung ausgegangen werden.

4.3 Krankheitsbedingte Fehlzeiten/Absentismus[3]/Präsentismus[4] und ihre ökonomischen Auswirkungen

Vetter konnte für das Jahr 2003 den Krankenstand in Krankenhäusern, bezogen auf die dort beschäftigten AOK-Mitglieder, mit 5,3% beziffern, ein Wert, der 0,4% über dem Durchschnittswert aller AOK-Mitglieder lag. Im Durchschnitt war jeder Beschäftigte im Krankenhaus 19,2 Tage krankgeschrieben, insgesamt waren 59,4% der Klinikmitarbeiter von Arbeitsunfähigkeit betroffen, im Vergleich zu 17,7 AU-Tagen und einer AU-Quote von 54,2% außerhalb des Krankenbereichs. (vgl. Vetter, 2005, S. 67 ff.)

Analog dazu ließ sich im Jahr 2009 für das Gesundheitswesen zum wiederholten Mal der höchste branchenspezifische Krankenstand von 3,9% im Vergleich

---

[3] Absentismus = „Abwesenheit vom Arbeitsplatz aufgrund besonderer Einstellungen und Motivationen" (Piorr, 2001, S. 12), nicht krankheitsbedingt, z.B. Demotivation/ Frustration in Bezug auf die tägliche Arbeit
[4] Präsentismus = „Produktivitätseinbuße bedingt durch eingeschränkte Arbeitsfähigkeit aufgrund physischer oder psychischer Beeinträchtigungen" (Badura; Walter; Hehlmann, 2010, S. 4)

zum Durchschnittswert von 3,4% ermitteln (vgl. Krämer; Nolting, 2010, S. 106). Schon anhand dieser wenigen Kennzahlen kann man schließen, dass die Arbeitsbedingungen in den Gesundheitsdienstberufen mit überdurchschnittlich ausgeprägten negativ wirkenden Faktoren für Gesundheit und Wohlbefinden behaftet zu sein scheinen. Es scheint ebenso einen Zusammenhang zwischen Betriebsgröße und Krankenstand zu existieren, wonach mit der Betriebsgröße auch der Krankenstand ansteigt. Betrachtet man den altersstandardisierten Krankenstand nach Berufsgruppen im Krankenhaus, so liegen hier Krankenpflegekräfte (4,4%) und Sprechstundenhelfer (3,6% - heute: medizinische Fachangestellte) mit großem Abstand vor der Gruppe der Ärzte (1,8%). Muskel- und Skeletterkrankungen, und hier v.a. Rückenerkrankungen, dominieren klassischerweise die AU-Tage-Statistik im Gesundheitswesen. Jeder vierte AU-Tag im Krankenhaus war einer Erkrankung dieses Formenkreises geschuldet. Eine zunehmende Bedeutung kommt jedoch den psychischen Erkrankungen zu, die bereits an dritter Stelle im Ranking der Verursacher der meisten AU-Tage rangieren. (vgl. Vetter, 2005, S. 67 ff.)

Die finanziellen Auswirkungen der Arbeitsunfähigkeit in deutschen Krankenhäusern können nur grob abgeschätzt werden. Nach Vetter betrugen im Jahr 2003 die direkten Kosten, auf Grundlage nicht repräsentativer AOK-Daten, 1,9 Mrd. € bzw. 230.000 € je 100 Mitarbeiter (vgl. ebenda). Hinzu kommen noch indirekte Kosten und sonstige Auswirkungen, wie z.B. für die Beschaffung von Ersatzkräften, personalmangelbedingte Schließung von Abteilungen oder ganzen Betrieben, zusätzliche Arbeitsbelastung von anwesenden Kollegen die den Arbeitsausfall kompensieren müssen, gestörte betriebliche Abläufe, sowie eine verminderte Ergebnisqualität (Patientenunzufriedenheit, Behandlungsfehler durch Personalmangel). Können Personalausfälle in großen Betrieben, wie z.B. Krankenhäusern, bis zu einem gewissen Maß noch relativ problemlos kompensiert werden, kann in Kleinstbetrieben schon der Ausfall eines Mitarbeiters die Arbeitsabläufe erheblich negativ beeinflussen. Während sich Ausfälle durch Krankheit und Absentismus anhand der AU-Tage zumindest annäherungsweise ermitteln und monetär bewerten lassen, ist dies für das Phänomen des Präsentismus nicht möglich. Welche Auswirkungen Fehler durch körperlich und seelisch belastetes Personal auf Produktivität und Qualität des Unternehmens haben kann daher nur vermutet werden, insbesondere ein Zusammenhang bezüglich der Qualität gilt jedoch als erwiesen (vgl. Schrappe, 2005, S. 115 f.). Treffend formulieren hierzu Angerer et al.: *„Das Befinden der Ärzte ist eine kritische Größe in der Patientenversorgung."* (Angerer et al., 2010, S. 175). Insbesondere angesichts des niedrigen Krankenstands, welcher bei der Berufsgruppe der Ärzte, trotz stark belastender Arbeitsbedingungen ermittelt wurde, müssen durch Präsentismus verursachte Fehler und Leistungseinbußen in Betracht gezogen werden. Ebenfalls Beachtung verdient der Aspekt der erhöhten Mitarbeiterfluktuation aufgrund von körperlich und seelisch belastenden Arbeitsbedingungen. Zur oben bereits erwähnten erhöhten Fluktuation der Pflegekräfte gesellt sich eine zunehmende Abwanderungstendez in der Ärzteschaft. Eine Befragung von chirurgisch tätigen Krankenhausärzten ergab, dass innerhalb der letzten zwölf Monate ca. 20% der Befragten daran dachten ihren Beruf aufzugeben, bzw. ca. 30% daran dachten ins Ausland zu wechseln (vgl. von dem Knesebeck et al., 2007, S. 250). Hierdurch entstehen weitere ökonomische Nachteile für die Betriebe des Gesundheitswesens. Zum entstehenden Fachkräftemangel mit daraus resultierenden Produktivitäts- und Qualitätseinbußen, kommen Kosten für Personalbeschaffung hinzu. Zudem gehen dem Unternehmen immaterielle Werte in Form von Wissen und Erfahrung unwiederbringlich verloren, Investitionen in die Personalentwicklung können sich somit nicht amortisieren.

4.4 Bisheriger Stand der Umsetzung

Nach eingehender Betrachtung der Gesundheitsbranche, mit Schwerpunkt auf gesundheitsgefährdende Arbeitsbedingungen und deren Auswirkungen für die Betriebe, soll der folgende Abschnitt aufzeigen, in welchem Umfang bisher Maßnahmen der BGF in Einrichtungen des Gesundheitswesens Einzug gehalten haben. Eine zentrale Erfassung der Unternehmen, die bereits Maßnahmen der BGF umsetzen, ist nicht existent. Daher ist es schwierig, exakte Angaben hierzu zu erhalten. Jedoch kann anhand der gewonnenen Informationen zumindest ein Eindruck über das tendenzielle Ausmaß der BGF-Umsetzung gewonnen werden. Branchenübergreifend wird der BGF bisher eine eher zurückhaltende Umsetzung bescheinigt. So kommt eine Studie des Instituts für Arbeitsmarkt- und Berufsforschung zu dem Ergebnis, dass lediglich 20% der befragten Betriebe gesundheitsfördernde Maßnahmen über das gesetzlich gefordert Maß (Arbeitsschutz) durchführen (vgl. Hollederer, 2007, S. 63 ff.). Dies deckt sich mit einer Studie von Beck und Schnabel, die eine mittlere betriebsbezogene Durchführungsquote von ca. 22% ermitteln. Insbesondere die Bedeutung der Betriebsgröße wird in dieser Arbeit deutlich. Während 59% der Großbetriebe laut Angaben der Beschäftigten Maßnahmen der BGF durchführen, sind dies im Bereich der KKU lediglich 22%. Im Gegenzug dazu nehmen Mitarbeiter aus KKU Angebote der BGF deutlich häufiger in Anspruch, was einen hohen Bedarf in Betrieben dieser Größenklasse vermuten lässt. Diese Unterschiede konnten über verschiedene Wirtschaftsbereiche hinweg beobachtet werden, so dass auch für die Gesundheitsbranche ähnliche Ergebnisse angenommen werden können. (vgl. Beck; Schnabel, 2010, S. 224 – 226)

In Kenntnis der bereits festgestellten großen Anzahl an KKU im Gesundheitswesen kann der Schluss gezogen werden, dass BGF insbesondere in den meisten Arztpraxen und ähnlichen KKU des Gesundheitswesens bisher nur sehr zurückhaltend umgesetzt wird und die über 1 Mio. Beschäftigten in diesem Bereich in Bezug auf BGF deutlich unterversorgt sind. Zur Situation in Krankenhäusern konnte Knesebeck in einer Befragung von 291 deutschen Krankenhäusern eine noch erheblich ausbaufähige Umsetzung der beruflichen Gesundheitsförderung feststellen, wie die folgende Abbildung zeigt:

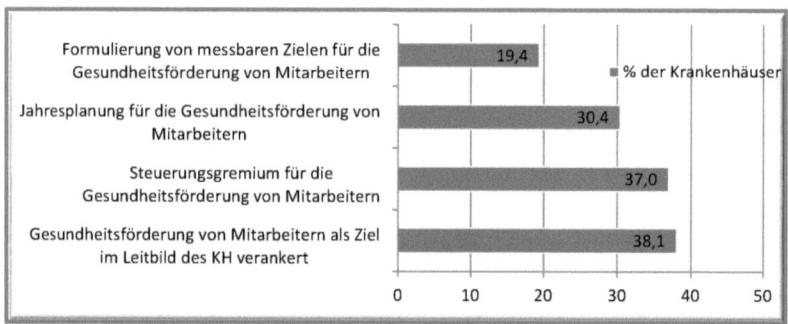

Abb.: 1 Ausprägung gesundheitsfördernder Strategien in Krankenhäusern (von dem Knesebeck et al., 2009, S. 108)

Die *Gesetzliche Krankenversicherung* (*GKV*), als eine der bedeutendsten externen Anbieter von BGF-Maßnahmen, dokumentiert für das Jahr 2009 ca. 3.600 BGF-Projekte in ca. 5.300 Betrieben, davon entfielen 14% auf Einrichtungen von Gesundheits-, Sozial- und Veterinärwesen, was in Anbetracht der Häufigkeit der Betriebe allein im Gesundheitswesen nur einen geringen Teil der Einrichtungen abdeckt. Lediglich 33% aller Projekte wurde in Betrieben mit weniger als 50 Mitarbeitern durchgeführt. Positiv zu vermerken ist, dass die Anzahl der

Projekte seit 2001 verdreifacht werden konnte, ebenso hat sich die mittlere Laufzeit der Aktivitäten sein 2004 fast verdoppelt. (vgl. *MDS*, 2010)

Als mögliche Hemmnisse für die Umsetzung in KKU nennen Beck/Schnabel ungünstigere organisatorische Bedingungen, die den Implementierungsaufwand im Vergleich zu Großbetrieben deutlich erhöhen, mangelnde Kenntnisse und Sensibilisierung für das Thema und nicht zu vergessen, die knappen finanziellen und personellen Ressourcen (vgl. Beck; Schnabel, 2010, S. 226 f.). So ist in den meisten Arztpraxen der Praxisinhaber Manager, Personalverantwortlicher und Leistungserbringer in einem und kann sich nicht in dem notwendigen Ausmaß dem Thema BGF widmen. Generelle Probleme im Gesundheitswesen stellen die Aufopferungserwartung an die Angestellten (vgl. Müller, 2009, S. 8 f.), die Betrachtung des Personals als Kosten- statt als Leistungsfaktor, sowie das in diesem Zusammenhang im Vergleich zu anderen Branchen unterentwickelte Personalmanagement dar (vgl. Busse; Schreyögg; Tiemann, 2010, S. 282).

Es lässt sich festhalten, dass die Ausprägung der BGF in Gesundheitseinrichtungen tatsächlich, wie in anderen Branchen auch, noch deutlich ausbaufähig ist, sich jedoch zumindest tendenziell in die richtige Richtung entwickelt. Somit kann von einem großen, bisher noch überwiegend brachliegenden, ökonomischen Potential der BGF ausgegangen werden. Eine nähere Betrachtung dieses Potentials erfolgt im anschließenden Kapitel.

5 Erzielbare Resultate der BGF

Im Folgenden werden die möglichen Erfolge, die mit Maßnahmen der BGF erreicht werden können, eingehend beleuchtet. Da das Erzielen ökonomischer Effekte neben Verbesserungen auf der Verhältnisebene auch davon abhängt, dass die Maßnahmen auf der Verhaltensebene Wirkung entfalten, erfolgt zunächst die Betrachtung der Mikroebene, d.h. die Bewertung der Effekte für die einzelnen Mitarbeiter. Anschließend werden die ökonomischen Vorteile der Meso- und Makroebene, d.h. der Betriebe und der überbetrieblichen Akteure und Institutionen analysiert.

5.1 BGF-Effekte für Arbeitnehmer

Arbeitnehmer können in vielfältiger Weise von BGF profitieren, wobei alle positiven Effekte nur als Kann- und nicht als Muss-Effekte verstanden werden müssen, da der Erfolg von BGF stark von der Einhaltung verschiedener BGF-Erfolgsfaktoren abhängt, auf die später noch eingegangen wird. Die Haupteffekte, die durch Maßnahmen der BGF für die Mitarbeiter erzielt werden sollen und können sind, ganz allgemein gesagt, ein Zugewinn an Gesundheit und Wohlbefinden. Gesundheit wird von der *WHO* folgendermaßen definiert: *„Gesundheit ist ein Zustand des vollständigen körperlichen, geistigen und sozialen Wohlergehens und nicht nur das Fehlen von Krankheit oder Gebrechen"* (*WHO*, 1946).

Daraus kann gefolgert werden, der Arbeitsplatz und die Arbeitsbedingungen bedürfen einer dahingehenden (Um-)Gestaltung, dass sowohl auf physischer, psychischer und sozialer Ebene keine negativen, sondern im Gegenteil positive Einflüsse auf den Arbeitnehmer einwirken. Dies ist nur durch kombinierte Maßnahmen auf Verhaltens- und Verhältnisebene zu erreichen. BGF baut auf der Partizipation aller Beteiligten auf, damit beginnt bereits der gesundheitsfördernde Prozess. Die Mitarbeiter bekommen die Chance ihre Probleme vorzutragen, fühlen sich gehört und anerkannt. So können gezielt arbeitsplatzspezifische Belastungen identifiziert und Lösungsmöglichkeiten partizipativ erarbeitet werden. Dadurch kann die Kommunikation zwischen den Berufsgruppen und zwischen den Hierarchiestufen, sowie das Gemeinschaftsgefühl verbessert werden. Dies wirkt förderlich auf das Betriebsklima. Die Motivation der Arbeitnehmer steigt, wenn sie die Wertschätzung ihrer Vorgesetzten und Kollegen erfahren. Dass die mangelhafte Kommunikation insbesondere mit Führungskräften häufig Grund für Unzufriedenheit und Demotivation, sowohl von pflegerischem als auch ärztlichem Klinikpersonal ist, wurde in Abschnitt 4.2 bereits festgestellt. Sind arbeitsplatzspezifische Belastungen erst einmal identifiziert, können die auslösenden Faktoren in der Regel belastungsmindernd modifiziert werden. Das Stichwort hier lautet Organisationsentwicklung. Zusätzlich werden die Arbeitnehmer befähigt, bzw. ihre gesundheitlichen Ressourcen dahingehend aufgebaut, dass sie Belastungen standhalten können ohne gesundheitliche Schäden davonzutragen (-> persönliche Entwicklung, z.B. körperliches Training als Antwort auf körperlich belastende Pflegetätigkeit, qualifizierende Maßnahmen bei arbeitsplatzbezogener Überforderung). Durch optimierte Organisationsstrukturen und Prozesse sinkt die Arbeitsbelastung für den Einzelnen ab, das Risiko Gesundheitsschäden durch Arbeitsunfälle zu erleiden wird reduziert. Mittels Partizipation und Reflektion werden Angestellten befähigt, ihre Selbstwahrnehmung/-bestimmung und die Konzentration auf die eigene Gesundheit zu reaktivieren und selbst in Bezug auf die Förderung ihrer Gesundheit tätig zu werden, man spricht hierbei von *Empowerment*[5]. Dies ist ein wichtiger Grundstein für ein nachhaltiges gesundheitsförderndes Verhalten. Je nach Ausmaß und Umfang der BGF-Maßnahmen werden die Arbeitnehmer unterstützt, ihren Lebensstil, über das berufliche Umfeld hinaus, in Bezug auf gesundheitliche Aspekte zu analysieren und entsprechend gesundheitsfördernd zu modifizieren. Auch die Vereinbarkeit von Arbeit und Beruf (Work-Life-Balance) kann durch BGF verbessert werden, wenn durch qualitativ und quantitativ verringerte Arbeitsbelastung und verbessertem Gesundheitszustand mehr Zeit, Kraft und Lust für Familie und Hobbies bleibt. Auch dieser Aspekt hat für Angehörige der Gesundheitsberufe mit oftmals anfallender Nacht-, Wechselschicht- und Wochenendarbeit besondere Relevanz. Alle genannten Punkte münden in der Quintessenz von gesteigerter Zufriedenheit, Sicherheit, Motivation und Gesundheit mit direkter Auswirkung auf die berufliche Leistungsfähigkeit (bezüglich der Zusammenhänge von Motivation, Zufriedenheit, Gesundheit und beruflicher Leistungsfähigkeit vgl. Panny, 2010, S. 14 ff.). Unter solchen Bedingungen kommt der beruflichen Tätigkeit im Gesundheitswesen insgesamt eine Rolle als gesundheitsfördernde Ressource zu, die eine Ausübung bis in hohe Alter zulässt. Dass eine berufliche Tätigkeit per se einen positiven Einfluss auf die Gesundheit hat lässt sich daran feststellen, dass fortdauernde Arbeitslosigkeit als eigenständiger Risikofaktor für die Entstehung körperlicher und seelischer Erkrankungen, sowie für die Änderung des Gesundheitsverhaltens, identifiziert werden konnte (vgl. Kieselbach, 2006, S. 13 – 31).

5.2 BGF-Effekte für Unternehmen des Gesundheitswesens

Die positiven Effekte für Unternehmen sind vielfältig und wurden beispielsweise in einer großangelegten Befragung des AOK-Bundesverbandes von über 200 deutschen Unternehmen unterschiedlicher Größe, sowohl des produzierenden Gewerbes als auch der Dienstleistungsbranche, erhoben und teilweise quantifi-

---

[5] Empowerment = „*Ein Prozess durch den Menschen, Organisationen, Gemeinschaften oder Gesellschaften in die Lage versetzt werden, Kontrolle über ihr Leben und ihre Lebensbedingungen auszuüben und ihre Ziele zu erreichen*" (Steinbach, 2007, S. 55)

ziert (vgl. AOK-Bundesverband, 2007). Die folgenden Darstellungen beziehen sich überwiegend auf diese Arbeit und bewerten die Ergebnisse in Anbetracht der speziellen Bedingungen des Gesundheitswesens. Im Vergleich zu den überwiegend „weichen", mitarbeiterbezogenen Effekten sind die ökonomischen Vorteile für die Betriebe zumindest teilweise messbar, das Ausmaß der Effekte jedoch stark abhängig von Betriebsgröße, Branchenzugehörigkeit und Art/Umfang der BGF-Maßnahmen (Einzel-/kombinierte Maßnahmen, Dauerhaft/zeitlich begrenzt). Aus diesem Grund sollen hier nur die grundsätzlich möglichen Effekte veranschaulicht werden, während auf Aussagen bezüglich der Effektstärke verzichtet werden muss.

- **Reduktion von Krankheitskosten und krankheitsbedingten Fehlzeiten/Absentismus**

  Die ökonomischen Nachteile, die Betrieben aufgrund von krankheitsbedingten Fehlzeiten und Absentismus entstehen, wurden bereits in Abschnitt 4.3 geschildert. Nachweislich können durch die Implementierung von BGF Kosteneinsparungen, insbesondere durch die Reduktion der Ausgaben für die Lohnfortzahlung, sowie der Kosten fehlzeitenbedingter Produktivitätseinbußen, erzielt werden (vgl. Kreis; Bödecker, 2003). Dies bedeutet für die mit einem hohen Krankenstand behafteten Betriebe des Gesundheitswesens ein enormes Einsparpotential.

- **Reduktion der Personalfluktuation**

  Mittels BGF können Betriebe ihren Angestellten gegenüber Wertschätzung und Engagement zeigen und ihre Attraktivität als Arbeitgeber steigern. Dies stärkt die Bindung der Arbeitnehmer an das Unternehmen und wirkt damit einem Arbeitsplatzwechsel oder dem frühzeitigen Berufsausstieg entgegen. Auf diese Weise kann ein Verlust immaterieller Werte in Form von Wissen und Erfahrung vermieden werden. Zusätzlich werden anfallende Kosten für Personalbeschaffung, Einarbeitung, Fort- und Weiterbildung reduziert, wenn der gewachsene und entwickelte Personalstamm erhalten werden kann.

- **Außenwirkung**

  In Zeiten zunehmenden Konkurrenzdrucks auch in der Gesundheitsbranche, können dort angesiedelte Unternehmen durch BGF ihre Außenwirkung verbessern und sich positiv von Wettbewerbern abgrenzen. Durch die Kommunikation des BGF-Engagements im Rahmen der Marketing-Strategie nach außen, kann das entsprechende Unternehmen seine *„Social Responsibility"* hervorheben und damit Aufmerksamkeit und Vertrauen bei potentiellen Kunden und Kooperationspartnern wecken.

- **Personalgewinnung/Attraktivität als Arbeitgeber**

  Die oben bereits angesprochene Steigerung der Arbeitgeberattraktivität kommt dem Betrieb auch im Kontext der Personalgewinnung zugute. Angesichts eines drohenden Fachkräftemangels in den nächsten Jahren, gewinnt der Wettbewerb um qualifizierte Mitarbeiter zunehmend an Bedeutung (vgl. Hilbert; Evans, 2008, S. 19 - 24). Überdurchschnittliches Engagement der Arbeitgeber, wie z.B. durch Maßnahmen der BGF, können zu einem relevanten Entscheidungskriterium für einen bestimmten Arbeitgeber werden.

- **Prozessoptimierung**

  Jeder BGF-Umsetzung sollte eine systematische Analyse der betrieblichen Prozesse vorausgehen, in diese sind die betroffenen Mitarbeiter unbedingt einzubeziehen (vgl. Huber, 2010, S. 70). So wird gewährleistet, dass die BGF auch an tatsächlichen Problemstellen im Unternehmen ansetzt und dass belastende/ineffiziente Betriebsprozesse identifiziert, analysiert, sowie Verbesserungsmöglichkeiten erarbeitet werden. Insbesondere im klinischen Bereich mit einer beträchtlichen Anzahl an parallel ablaufenden Prozessen unter Beteiligung vieler Schnittstellen kann so ein erhebliches Optimierungspotential erschlossen werden.

- **Loyalität der Mitarbeiter**

  Durch vermittelte Wertschätzung und Achtung, sowie durch Partizipation, entwickeln Mitarbeiter Loyalität ihrem Unternehmen gegenüber und können sich mit diesem identifizieren. Auf diese Weise tragen sie ihre positive Einstellung nach außen und können dadurch erheblich zum Ansehen ihrer Einrichtung in der Öffentlichkeit beitragen (-> Stichwort: rechtliche Werbebeschränkungen für Gesundheitsbetriebe). Des Weiteren sind loyale Mitarbeiter eher dazu bereit, ihre Arbeitsweise an den Unternehmenszielen auszurichten und ihr Handeln ressourcenschonend und qualitätsorientiert auszurichten.

- **Senkung von Fehler-/Unfallquote**

  Durch verminderten Zeitdruck, optimierte Abläufe, entwickelten Kompetenzen und verbesserter Kommunikation können positive Effekte auf die Fehler-
  und Unfallquote erzielt werden. Insbesondere in Anbetracht einer hohen In-
  fektions-/Verletzungsgefahr, sowohl für das Personal als auch für Patienten,
  beispielsweise durch Nadelstiche, dem Einsatz invasiver Geräte und Methoden, Umgang mit chemisch-physikalisch potentiell gefährlichen Substanzen
  und Objekten und die Anwendung teilweise hochkomplizierter Verfahren ist
  in Gesundheitsbetrieben die Fehler- und Unfallgefahr und insbesondere die
  Schadensintensität beim eingetretenen Ereignis, aufgrund der Arbeit am „le-
  benden Objekt", beträchtlich.

- **Steigerung von Produktivität und Wirtschaftlichkeit**

  Eine Produktivitäts-/Wirtschaftlichkeitssteigerung lässt sich über das Zu-
  sammenwirken verschiedener, durch BGF optimierter, Faktoren erreichen.
  Höhere Personalverfügbarkeit durch geringeren Krankenstand, Fehlerreduk-
  tion, gesteigerte Motivation, Prozessoptimierung und Verbesserungen von
  Kommunikation und Betriebsklima münden im Ergebnis einer insgesamt gesteigerten Leistungsfähigkeit des Unternehmens. Angesichts der auch in Zu-
  kunft erwarteten steigenden Kosten, aufgrund von Personalintensität und
  medizinischem Fortschritt (vgl. Bruder, 2007, S. 10), kommt der Effizienz der Unternehmen eine enorme Bedeutung zu.

- **Verbesserung von Qualität – Behandlungsergebnis - Kundenzufrieden-
  heit**

  Diese drei aufeinander aufbauenden Parameter stehen im Zielfokus der Leis-
  tungserstellung im Gesundheitswesen und ihre Verbesserung kann als Ergebnis einer Wirkungskette vielfältiger Einzeleffekte der BGF, oder auch als
  BGF-Kerneffekt für Gesundheitsbetriebe bezeichnet werden. Nur Betriebe
  die ihr Handeln auf diese Aspekte ausrichten, werden langfristig in der Lage
  sein, ihre wirtschaftlichen Ziele zu erreichen und ihr Fortbestehen zu sichern,
  insbesondere in Anbetracht steigender Kundenerwartungen und –ansprüche
  (vgl. ebenda). Die Erbringer dieser Leistungen und damit ein bedeutsamer,
  wenn nicht gar der bedeutsamste Erfolgsfaktor in diesem Zusammenhang,
  sind gesunde und motivierte Mitarbeiter.

5.3 Überbetriebliche ökonomische Effekte der BGF

Nicht nur die Erwerbstätigen und ihre Arbeitgeber können von BGF profitieren, da die Wirkungen einer effektiven BGF weit über den betrieblichen Rahmen hinausgehen. Auf welche Weise auch überbetrieblicher Akteure von der Umsetzung der BGF in Gesundheitsbetrieben profitieren und wer diese überbetrieblichen Akteure sind, soll das folgende Kapitel zeigen.

5.3.1 Gesetzliche Krankenversicherung

Die *GVK* haben zum einen seit dem Jahr 2007 den gesetzlichen Auftrag, sich im Bereich der BGF zu engagieren (vgl. § 20a, Abs. 1, Sozialgesetzbuch (SGB) V), zum anderen begründen jedoch auch eigene Interessen ein Engagement in diesem Bereich. Gelingt es, durch BGF die Gesundheit der Erwerbstätigen zu stärken, können dadurch die Ausgaben für Sach- und Geldleistungen, wie z.b. Leistungen für Arzneimittel/ärztliche Behandlung oder Krankengeld, deutlich reduziert werden. Neben einer positiven Beeinflussung der direkten gesundheitlichen Arbeitsbelastungen/-bedingungen in Gesundheitsberufen und deren Auswirkungen, kann auch der mit hohen Kosten verbundenen Ausbreitung chronischer Erkrankungen (z.B. Diabetes mellitus, koronare Herzkrankheit) und deren Risikofaktoren (z.B. Adipositas, Bewegungsmangel, Bluthochdruck) durch die im Setting Betrieb vermittelten gesundheitsfördernden Grundsätze entgegengewirkt werden.

5.3.2 Berufsgenossenschaften

Die zentralen Aufgaben der Berufsgenossenschaften[6] (BG) als Träger der gesetzlichen Unfallversicherung, liegen in der Verhütung von Arbeitsunfällen, Berufskrankheiten und anderen berufsbedingten Gesundheitsgefahren. In 2009 wurden der BGW ca. 9.500 Arbeitsunfälle und ca. 2.800 Berufskrankheiten allein in Arztpraxen und Kliniken gemeldet. (vgl. *BGW*, 2009)

Es lässt sich somit klar der Nutzen erkennen, den die BG aus der Umsetzung von BGF ziehen können. Durch gesundheitsfördernde Maßnahmen auf Verhaltens- und Verhältnisebene können berufsbedingte Gesundheitsgefahren nach-

---

[6] hauptsächlich zuständige BG im Gesundheitswesen: *BG für Gesundheitsdienst und Wohlfahrtspflege BGW*

haltig reduziert werden. Dadurch können die BG ihre Ausgaben für Leistungen der Heilbehandlung, Rehabilitation, Rentenzahlungen, etc. erheblich senken. Die BG haben diesen Nutzen bereits erkannt und sind ähnlich der *GKV* zu einer treibenden Kraft auf dem Gebiet der BGF geworden.

5.3.3 Staat/Solidargemeinschaft

Der Staat trägt die verfassungsrechtlich verankerte Verpflichtung zur Daseinsvorsorge, dies schließt auch die Versorgung im Krankheitsfall ein. D.h., der Staat muss durch Gestaltung der Rahmenbedingungen dafür sorgen, dass ausreichende Strukturen und Ressourcen für die Versorgung der bedürftigen Personen zur Verfügung stehen. (vgl. Simon, 2010, S. 75)

Wenn es gelingt, den Gesundheitszustand der erwerbstätigen Bevölkerung durch BGF zu fördern, ist dies ein Weg Ressourcen zu schonen, indem der Bedarf an Gesundheitsleistungen verringert wird. Ebenso hängt das Funktionieren einer effektiven und effizienten Gesundheitsversorgung von einer ausreichenden Anzahl an leistungsfähigen Mitarbeitern des Gesundheitswesens ab. D.h., es liegt im Interesse des Staates, dass die Arbeitsbedingungen im Gesundheitswesen sich derart entwickeln, dass die dort Tätigen ihre Aufgaben weiterhin erfüllen können und wollen (-> Stichwort: Berufsausstieg, Abwanderung) und ebenso, dass genügend Nachwuchs für die Gesundheitsberufe gewonnen werden kann. Auch hierbei kann die Umsetzung von BGF zumindest unterstützend mitwirken. Nicht zuletzt profitiert die gesamte Solidargemeinschaft, wenn auch im Gesundheitswesen möglichst viele Erwerbstätige das volle Rentenalter erreichen und ihre gesunden Lebensjahre jenseits der Berufstätigkeit vermehren können. So werden weniger Sozialleistungen abgerufen und im Gegenteil die Einnahmen der Sozialversicherung vermehrt. Dass der Staat, bzw. die Politik, diesen Nutzen bereits erkannt haben ist erkennbar daran, dass BGF 2007 zur Pflichtleistung der *GKV* erhoben wurde (vgl. § 20a, Abs. 1, SGB V), sowie an der Einführung einer steuerlichen Förderung von BGF-Maßnahmen im Jahr 2009 (vgl. § 3, Nr. 34, Einkommensteuergesetz (EStG)).

6 Diskussion - Wirksamkeit der BGF

Die Wirksamkeit von BGF gilt grundsätzlich als gesichert. Zu diesem Schluss kommen beispielsweise die *Reports 3* und *13* der *Initiative Gesundheit & Arbeit*

(*IGA*). In diesen wurde in Form einer Zusammenstellung der wissenschaftlichen Evidenz die Bewertung der BGF-Effekte, anhand mehrerer vorhandener Reviews zum Thema, vorgenommen. Beide Berichte kommen übereinstimmend zu folgenden Erkenntnissen: Trotz teilweise mangelhafter Studiendesigns und einer überwiegenden Konzentration auf die Verhaltens- und kaum auf die Verhältnisebene lässt sich festhalten, dass positive Evidenz für den ökonomischen und gesundheitlichen Nutzen der BGF besteht. Am häufigsten untersucht wurden die Effekte der BGF auf die krankheitsbedingten Fehlzeiten und die Krankheitskosten. Hier wurden beispielsweise *Return of Investment* (ROI) – Werte von ca.1:2,3 bis 1:5,9 für die Einsparung bei den Krankheitskosten und von 1:2,5 bis 1:10,1 bezüglich der Fehlzeiten ermittelt. Auch die positive Wirkung auf die Reduktion von Gesundheitsrisiken wird als zutreffend bewertet. (vgl. Kreis; Bödecker, 2003; Sokoll; Kramer; Bödeker, 2008)

Insbesondere die in Abschnitt 5.2 genannte Befragung des AOK-Bundesverbandes liefert qualitative Aussagen zur positiven ökonomischen Effektivität von BGF aus Unternehmenssicht.

Kaum evidenzbasierte Aussagen lassen sich bezüglich der Effekte auf die Produktivität ermitteln. Hier mangelt es an Methoden zur Ermittlung des Zusammenhangs zwischen Gesundheit und Arbeitsleistung (vgl. Sokoll; Kramer; Bödeker, 2008 S. 59.) und, insbesondere im Dienstleistungsbereich, auch an der Messbarkeit der Arbeitsleistung. Dies erschwert eine aussagekräftige Kosten-Nutzen-Bewertung im Rahmen einer systematischen Evaluation[7], die generell als schwierig gilt (vgl. Zok, 2009, S. 98). Auch aufgrund der Tatsache, dass Intervention und Wirkung in der Regel zeitlich weit auseinanderliegen und dass Wirkungen von verschiedenen, teilweise komplexen Interventionen und natürlicher Organisationsentwicklung/-veränderung sich über diesen langen Zeitraum vermischen und eine kausale Ursache-Wirkungs-Beziehung so nur schwer hergestellt werden kann (vgl. Slesina, 2008, S. 303). Die große Bedeutung der Evaluation für die Entwicklung, Akzeptanz, Wirksamkeit und Umsetzung der BGF ist aus folgendem Satz abzuleiten: *„Ziele sind die Erhöhung der Effektivität, die Reduktion von Unsicherheiten und die Schaffung von Entscheidungsgrundlagen"* (Reisig et al., 2006, S. 965). Neben einer aussagekräftigen Evaluation wird die Wirksamkeit

---

[7] „Evaluation ist die Bewertung einer Maßnahme unter den Aspekten von Kosten und Nutzen aus einer gegebenen Perspektive" (Plamper; Stock, 2010, S. 407)

und Nachhaltigkeit der BGF von verschiedenen andere Faktoren begünstigt, wie der Kombination von Maßnahmen auf Verhaltens- und Verhältnisebene, strategische Einbettung in ein betriebliches Gesundheitsmanagement[8] (BGM) und die Corporate Culture, Dauerhaftigkeit/ Nachhaltigkeit, Partizipation, Unterstützung durch externe Akteure, sowie das Vorbildverhalten der Führungskräfte (vgl. Eberle, 2005, S. 326 ff.).

7 Fazit

Im Rahmen dieser Arbeit konnte angesichts der signifikanten gesundheitlichen Belastungen nachvollziehbar verdeutlicht werden, dass in Einrichtungen des Gesundheitswesens ein unzweifelhafter Bedarf besteht, die Gesundheit und das Wohlbefinden der Beschäftigten zu verbessern. Es lässt sich festhalten, dass BGF einen vielversprechenden Weg darstellt, die Arbeitsbedingungen zu verbessern und gesundheitliche Schutzfaktoren auszubauen, um gegebenen und zukünftigen, gesundheitlichen, beruflichen und wirtschaftlichen Anforderungen und Belastungen begegnen zu können mit dem Ziel, die Organisation als Ganzes und den Mitarbeiter als Einzelnen vorwärts zu bringen. Insbesondere in Anbetracht der bislang zurückhaltenden Anwendung der BGF eröffnet sich die Chance, ein bis dato kaum genutztes, verheißungsvolles wirtschaftliches Potential zu nutzen, welches durch die Darstellung der vielfältigen Effekte nachvollziehbar belegt ist. Unter Einhaltung bestimmter Faktoren ist eine hohe Wahrscheinlichkeit gegeben, dass die Umsetzung von BGF die geschilderten Effekte auch tatsächlich erzielen kann und der Nutzen die Kosten, die mit der Implementierung verbunden sind, deutlich übersteigt. Erklärungsansätze für die zurückhaltende Umsetzung sind zwar vorhanden, sollten aber lösungsorientiert und branchenspezifisch näher untersucht werden. Während in Großbetrieben die Umsetzung vermutlich meist eine Wollensfrage darstellt, ist sie in KKU/Arztpraxen zusätzlich von zeitlicher, personeller und finanzieller Ressourcenknappheit determiniert. Hier sind insbesondere die überbetrieblichen Akteure gefragt, sich künftig noch stärker auf die BGF in Kleinbetrieben zu konzentrieren.

---

[8] BGM bedeutet das Aufgreifen einzelner Ansätze und Bausteine der BGF, sie aufeinander abzustimmen und in die Arbeits- und Managementprozesse des Unternehmens zu integrieren, unter klarer Definition von Zielen und deren Controlling (vgl. Eberle, 2005, S. 326)

Anhang

A. Tabellenverzeichnis

B. Abbildungsverzeichnis

C. Abkürzungsverzeichnis

BG   Berufsgenossenschaft

BGF   Betriebliche Gesundheitsförderung

BGM   Betriebliches Gesundheitsmanagement

BGW   BG für Gesundheitsdienst und Wohlfahrtspflege

ENWHP   European Network for Workplace Health Promotion

EStG   Einkommensteuergesetz

GKV   Gesetzliche Krankenversicherung

IGA   Initiative Gesundheit & Arbeit

KKU   Klein- und Kleinstbetriebe

ROI   Return of Investment

SGB   Sozialgesetzbuch

WHO   World Health Organisation

D. Literaturverzeichnis

Angerer, P. et al. (2010): *Arbeitsbedingungen und Befinden von Ärztinnen und Ärzten.* In: Schwartz, F.W.; Angerer, P.: *Arbeitsbedingungen und Befinden von Ärztinnen und Ärzten.* Köln: Deutscher Ärzte-Verlag, S. 175.

Badura, B.; Schellschmidt, H.; Vetter, C. (2005*): Fehlzeitenreport 2004.* Berlin, Heidelberg: Springer Verlag, S. 5.

Badura, B.; Walter, U.; Hehlmann, T. (2010): *Betriebliche Gesundheitspolitik –* *Der Weg zur gesunden Organisation.* 2. Auflage. Berlin, Heidelberg: Springer Verlag, S. 4.

Beck, D.; Schnabel, P. (2010): *Verbreitung und Inanspruchnahme von Maß-* *nahmen zur Gesundheitsförderung in Betrieben in Deutschland.* In: *Gesund-* *heitswesen,* Heft 72, S. 222 - 227.

Bruder, F. (2007): *Möglichkeiten für die Umsetzung von Gesundheitsförderung* *in Krankenhäusern.* In: Hellmann, W.: *Gesunde Mitarbeiter als Erfolgsfaktor –* *Ein neuer Weg zu mehr Qualität im Krankenhaus.* Heidelberg: Economica Verlag, S. 10.

van den Bussche, H. (2010): *Arbeitsbelastung und Berufszufriedenheit bei nie-* *dergelassenen Ärztinnen und Ärzten – Genug Zeit für die Patientenversorgung?* In: Schwartz, F.W.; Angerer, P.: *Arbeitsbedingungen und Befinden von Ärztin-* *nen und Ärzten.* Köln: Deutscher Ärzte-Verlag, S. 236.

Busse, R.; Schreyögg, J.; Tiemann, O. (2010): *Management im Gesundheits-* *wesen.* 2. Auflage. Heidelberg: Springer Verlag, S. 282.

Eberle, G. (2005): *Erfolgsfaktor Betriebliches Gesundheitsmanagement – betriebswirtschaftlicher Nutzen aus Unternehmersicht*. In: Kirch, W.; Badura, B.: *Prävention*. Berlin, Heidelberg: Springer Verlag, S. 326.

Frodl, A. (2011): *Kostenmanagement und Rechnungswesen im Gesundheitsbetrieb*. Wiesbaden: Gabler Verlag, S. 11 ff.

Glaser, J.; Höge, T. (2005b): *Spezifische Anforderungen und Belastungen personenbezogener Krankenhausarbeit*. In: Badura, B.; Schellschmidt, H.; Vetter, C.: *Fehlzeitenreport 2004*. Berlin, Heidelberg: Springer Verlag, S. 56 ff.

Grabbe, Y.; Nolting, H.-D.; Loos, S. (2005): *DAK – BGW Gesundheitsreport 2005 – Stationäre Krankenpflege*. Hamburg: Berufsgenossenschaft für Gesundheitsdienst und Wohlfahrtspflege (Hrsg.); Deutsche Angestellten-Krankenkasse (Hrsg.), S. 46 f.

Gregersen, S. (2005): *Gesundheitsrisiken in ambulanten Pflegediensten*. In: Badura, B.; Schellschmidt, H.; Vetter, C.: *Fehlzeitenreport 2004*. Berlin, Heidelberg: Springer Verlag, S. 190.

Hartmann, S. (2005): *Gesundheitsförderung im Betrieb Krankenhaus*. München: GRIN Verlag, S. 10.

Hasselhorn, H.-M. et al. (2006): *Berufsausstieg bei Pflegepersonal. Arbeitsbedingungen und beabsichtigter Berufsausstieg bei Pflegpersonal in Deutschland und Europa*. Bremerhaven: Wirtschaftverlag NW, S. 140.

Hilbert, J.; Evans, M. (2008): *Achillesferse einer Zukunftsbranche*. In: *Mitbestimmung*, Heft 6, S. 19 – 24.

Hollederer, A. (2007): *Betriebliche Gesundheitsförderung in Deutschland – Ergebnisse des IAB-Betriebspanels 2002 und 2004*. In: *Gesundheitswesen*, Heft 69, S. 63 - 76.

Huber, S. (2010): *Betriebliches Gesundheitsmanagement und Personalmanagement*. In: Esslinger, A.; Emmert, M.; Schöffski, O.: *Betriebliches Gesundheitsmanagement: Mit gesunden Mitarbeitern zu unternehmerischem Erfolg*. Wiesbaden: Gaber Verlag, S 70.

Hübner, B. et al. (2010): *Analyse des Beratungsbedarfs betrieblicher Akteure und der verfügbaren Beratungsstrukturen im Themenbereich BGF*. In: Kirch, W.; Middeke, M.; Rychlik, R.: *Aspekte der Prävention*. Stuttgart: Thieme Verlag, S. 205.

Hurrelmann, K.; Klotz, T.; Haisch, J. (2010): *Lehrbuch Prävention und Gesundheitsförderung*. 3. Auflage. Bern: Huber Verlag, S. 17.

Iserinhausen, O. (2010): *Psychische Belastungen und gesundheitliches Wohlbefinden von Beschäftigten im Krankenhaus*. In: Badura, B. et al.: *Fehlzeiten-Report 2009*. Berlin, Heidelberg: Springer Verlag, S. 120 ff.

Kieselbach, T. (2006): *Arbeitslosigkeit und Gesundheit: Stand der Forschung*. In: Holleder, A.; Brand, H.: *Arbeitslosigkeit, Gesundheit und Krankheit*. Bern: Huber Verlag, S. 13 – 31.

von dem Knesebeck, O. et al. (2007): *Psychosoziale Arbeitsbelastungen bei chirurgisch tätigen Krankenhausärzten*. In: *Deutsches Ärzteblatt*, Jg. 107, Heft 14, S. 250.

Krämer, K.; Nolting, H. (2010): *Gesundheitsreport 2010 – Analyse der Arbeits-unfähigkeitsdaten.* Heidelberg: medhochzwei Verlag, S. 106.

Loffing, D.; Loffing, C. (2010): *Mitarbeiterbindung Ist Lernbar: Praxiswissen für Führungskräfte in Gesundheitsfachberufen.* Berlin, Heidelberg: Springer Verlag, S. 9.

Naidoo, J.; Wills, J. (2003): *Lehrbuch der Gesundheitsförderung.* Gamburg: Verlag für Gesundheitsförderung, S. 263.

Panny, S. (2010): *Motivation beruflicher Arbeit und Arbeitszufriedenheit im Consulting.* München: GRIN Verlag, S. 14 ff.

Piorr, R. (2001): *Rückkehrgespräche – Chance für geringe Fehlzeiten bei gleichbleibender Arbeitsleistung.* München: Herbert Utz Verlag, S. 12.

Plamper, E.; Stock, S. (2010): *Kosten und Finanzierung von Prävention und Gesundheitsförderung.* In: Hurrelmann, K.; Klotz, T.; Haisch, J.: *Lehrbuch Prävention und Gesundheitsförderung.* 3. Auflage. Bern: Huber Verlag, S. 407.

Reisig, V. et al. (2006): *Evidenzbasierung und Evaluation am Beispiel „Gesund. Leben. Bayern.".* In: *Medizinische Klinik,* Jg. 101, Heft 12, S. 965.

Schrappe, M. (2005): *Zum Zusammenhang zwischen Führung, Arbeitsbedingungen und Qualität der Krankenhausarbeit.* In: Badura, B.; Schellschmidt, H.; Vetter, C.: *Fehlzeitenreport 2004.* Berlin, Heidelberg: Springer Verlag, S. 115 f.

Schraub, E.M. et al. (2009): *Bestimmung des ökonomischen Nutzens eines ganzheitlichen Gesundheitsmanagements.* In: Badura, B.; Schröder, H.; Vetter,

C.: *Fehlzeitenreport 2008 – Betriebliches Gesundheitsmanagement: Kosten und Nutzen.* Berlin, Heidelberg: Springer Verlag, S. 101.

Simon, M. (2010): *Das Gesundheitssystem in Deutschland – Eine Einführung in Struktur und Funktionsweise.* 3. Auflage. Bern: Huber Verlag, S. 75.

Singer, S. (2010): *Entstehung des betrieblichen Gesundheitsmanagements.* In: Esslinger, A.; Emmert, M.; Schöffski, O.: *Betriebliches Gesundheitsmanagement: Mit gesunden Mitarbeitern zu unternehmerischem Erfolg.* Wiesbaden: Gaber Verlag, S. 27.

Slesina, W. (2008): *Betriebliche Gesundheitsförderung in der Bundesrepublik Deutschland.* In: *Bundesgesundheitsblatt – Gesundheitsforschung - Gesundheitsschutz,* Jg. 51, Heft 3, S. 303.

Statistisches Bundesamt (1992): *Klassifizierung der Berufe. Ausgabe 1992. Abgeleitete Fassung für Zwecke des Mikrozensus und der EG - Arbeitskräftestichprobe.* Stuttgart: Metzler-Poeschel Verlag.

Steinbach, H. (2007): *Gesundheitsförderung – Ein Lehrbuch für die Pflege und Gesundheitsberufe.* Wien: Facultas Verlag, S. 55.

Vetter, C. (2005): *Krankheitsbedingte Fehlzeiten in deutschen Krankenhäusern.* In: Badura, B.; Schellschmidt, H.; Vetter, C.: *Fehlzeitenreport 2004.* Berlin, Heidelberg: Springer Verlag, S 68.

Zok, K. (2009): *Stellenwert und Nutzen betrieblicher Gesundheitsförderung aus Sicht der Arbeitnehmer:* In: Badura, B.; Schröder, H.; Vetter, C.: *Fehlzeitenreport 2008 – Betriebliches Gesundheitsmanagement: Kosten und Nutzen.* Berlin, Heidelberg: Springer Verlag, S. 98.

E. Verzeichnis der Internetquellen

AOK-Bundesverband (2007): *Wirtschaftlicher Nutzen von Betrieblicher Gesundheitsförderung aus der Sicht von Unternehmen - Ergebnisse einer Managementbefragung.* Im Internet: http://www.bgf-aok.de/fileadmin/bgfonline/downloads/pdf/Das%20macht%20sich%20bezahlt_Bericht_2007.pdf (05.06.11).

BGW - BG für Gesundheitsdienst und Wohlfahrtspflege (2009): *Jahresbericht 2009.* Im Internet: http://www.bgw-online.de/internet/generator/Inhalt/OnlineInhalt/Medientypen/bgw-grundlagen/SX-JB09-Jahresbericht-2009,property=pdfDownload.pdf (09.06.11).

BZgA - Bundeszentrale für gesundheitliche Aufklärung (ohne Datum): *Leitbegriffe der Gesundheitsförderung – Die salutogenetische Perspektive.* Im Internet: http://www.bzga.de/leitbegriffe/?uid=99d8bb8deb66e2aa1c99d97e9f4bd87e&id=angebote&idx= 164 (23.05.11).

EU-Kommission (2003): *Empfehlung der Kommission vom 6. Mai 2003 betreffend die Definition der Kleinstunternehmen sowie der kleinen und mittleren Unternehmen.* Im Internet: http://eur-lex.europa.eu/LexUriServ/LexUriServ.do?uri=OJ:L:2003:124:0036:0041:de:PDF (26.05.2011).

Europäisches Netzwerk für betriebliche Gesundheitsförderung (2007): *Luxemburger Deklaration zur betrieblichen Gesundheitsförderung in der Europäischen Union.* Im Internet: http://www.dnbgf.de/fileadmin/texte/Downloads/LuxemburgerDeklaration/Luxenburger_Deklaration.pdf (22.05.11).

Glaser, J.; Höge, T. (2005a): *Probleme und Lösungen in der Pflege aus Sicht der Arbeits- und Gesundheitswissenschaften*. Berlin, Dresden, Dortmund: Bundesanstalt für Arbeitsschutz und Arbeitsmedizin, S. 7. Im Internet: http://www.baua.de/de/Publikationen/Fachbeitraege/Gd18.pdf?__blob=publicationFile&v=4 (25.05.11).

von dem Knesebeck, O. et al. (2009): *Psychosoziale Arbeitsbelastungen, Patientenversorgung und betriebliche Gesundheitsförderung im Krankenhaus – Eine Befragung von Ärzten und Krankenhäusern*. Im Internet: http://www.forum-gesundheitspolitik.de/dossier/PDF/AbschlussberichtTeileIbisIII04032009.pdf (01.06.2011).

Kreis, J.; Bödeker, W. (2003): *Gesundheitlicher und ökonomischer Nutzen betrieblicher Gesundheitsförderung und Prävention - Zusammenstellung der wissenschaftlichen Evidenz. IGA-Report 3*. Im Internet: http://www.iga-info.de/fileadmin/texte/iga_report_3_M.pdf (06.06.11).

Kuhn, K. (2004): *Die betriebliche Gesundheitsförderung als Wettbewerbsfaktor – Evidenzen*. Referat im Rahmen der *Nationalen Tagung für betriebliche Gesundheitsförderung*, Zürich, 11. März 2004. Im Internet: http://www.gesundheitsfoerderung.ch/pdf_doc_xls/d/betriebliche_gesundheitsfoerderung/allgemeines/BGF_Tagung_Archiv_2004/d/Zusammenfassung_Kuhn_d.pdf, S. 8 (23.05.2011).

MDS – Medizinischer Dienst der Spitzenverbände der Krankenkassen e.V. (2007): *Leistungen der gesetzlichen Krankenversicherung: Primärprävention und betriebliche Gesundheitsförderung. Berichtsjahr 2009*. Im Internet: http://www.mds-ev.de/media/pdf/Praeventionsbericht__2010_V2.pdf (01.06.11).

Müller, B. (2009): *Betriebliches Gesundheitsmanagement im System Krankenhaus - Bestandsaufnahme und Ausblick*. Im Internet: http://www.boeckler.de/pdf_fof/S-2008-145-4-1.pdf (14.06.11), S. 7 ff.

Robert-Koch-Institut; Statistisches Bundesamt (2011b): *Gesundheitsberichter-stattung des Bundes: Betriebswirtschaftliche Eckdaten von Krankenhäusern.* Im Internet:

http://www.Robert-Koch-Institut; Statistisches Bundesamt.de/oowa921-in-stall/servlet/oowa/aw92/dboowasys921.xwdevkit/xwd_init?gbe.isgbetol/xs_start_neu/&p_aid=i& p_aid=35411803&nummer=820&p_sprache=D&p_indsp=-&p_aid=30517215

(25.05.11).

Robert-Koch-Institut; Statistisches Bundesamt (2011a): *Gesundheitsberichter-stattung des Bundes: Gesundheitspersonalrechnung.* Im Internet:

http://www.Robert-Koch-Institut; Statistisches Bundesamt.de/oowa921-in-stall/servlet/oowa/aw92/dboowasys921.xwdevkit/xwd_init?gbe.isgbetol/xs_start_neu/&p_aid=i& p_aid=73692184&nummer=88&p_sprache=D&p_indsp=-&p_aid=84259332(25.05.11).

Sokoll, I.; Kramer, I.; Bödeker, W. (2008): *Wirksamkeit und Nutzen betrieblicher Gesundheitsförderung und Prävention - Zusammenstellung der wissenschaftli-chen Evidenz 2000 bis 2006. IGA Report 13.* Im Internet: http://www.iga-info.de/fileadmin/texte/iga_report_13.pdf (10.06.11).

WHO – World Health Organisation (2005): *Bangkok Charta für Gesundheitsför-derung in einer globalisierten Welt.* Im Internet:

http://www.who.int/healthpromotion/conferences/6gchp/BCHP_German_version.pdf (31.05.11).

WHO – World Health Organisation (1986): *Ottawa-Charta zur Gesundheitsför-derung.* Im Internet:

http://www.euro.who.int/__data/assets/pdf_file/0006/129534/Ottawa_Charter_G.pdf (22.05.11).

WHO – World Health Organisation (1946): *Verfassung der Weltgesundheitsorganisation*. Im Internet: http://www.admin.ch/ch/d/sr/i8/0.810.1.de.pdf (02.06.2011)